BEI GRIN MACHT SICH IHR
WISSEN BEZAHLT

AF140099

- Wir veröffentlichen Ihre Hausarbeit, Bachelor- und Masterarbeit

- Ihr eigenes eBook und Buch - weltweit in allen wichtigen Shops

- Verdienen Sie an jedem Verkauf

Jetzt bei www.GRIN.com hochladen und kostenlos publizieren

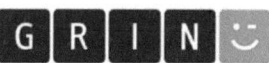

Bibliografische Information der Deutschen Nationalbibliothek:

Die Deutsche Bibliothek verzeichnet diese Publikation in der Deutschen National-bibliografie; detaillierte bibliografische Daten sind im Internet über http://dnb.d-nb.de/ abrufbar.

Impressum:

Copyright © 2016 GRIN Verlag, Open Publishing GmbH
Druck und Bindung: Books on Demand GmbH, Norderstedt Germany
ISBN: 9783668553071

Dieses Buch bei GRIN:

http://www.grin.com/de/e-book/378070/analyse-von-einflussfaktoren-auf-das-werbeverhalten-der-gesetzlichen-krankenkassen

Anonym

Analyse von Einflussfaktoren auf das Werbeverhalten der gesetzlichen Krankenkassen in den letzten Jahren

Welche Rolle spielt die Einführung des morbiditätsorientierten Risikostrukturausgleichs (Morbi-RSA)?

GRIN Verlag

GRIN - Your knowledge has value

Der GRIN Verlag publiziert seit 1998 wissenschaftliche Arbeiten von Studenten, Hochschullehrern und anderen Akademikern als eBook und gedrucktes Buch. Die Verlagswebsite www.grin.com ist die ideale Plattform zur Veröffentlichung von Hausarbeiten, Abschlussarbeiten, wissenschaftlichen Aufsätzen, Dissertationen und Fachbüchern.

Analyse von Einflussfaktoren auf das Werbeverhalten der gesetzlichen Krankenkassen in den letzten Jahren: Welche Rolle spielt die Einführung des Morbi-RSA?

Inhaltsverzeichnis

Abkürzungsverzeichnis

Abb.	Abbildung
Abs.	Absatz
AGG	Alters-Geschlechts-Gruppe
AOK	Allgemeine Ortskrankenkasse
App	Applikation
Aufl.	Auflage
AusAGG	Auslands-Alters-Geschlechts-Gruppe
Bd.	Band
BKK	Betriebskrankenkasse/n
BMG	Bundesministerium für Gesundheit
bspw.	beispielsweise
BVA	Bundesversicherungsamt
bzgl.	bezüglich
bzw.	beziehungsweise
ca.	ungefähr (*circa*)
d.h.	das heißt
DMP	Disease-Management-Programm/e
DxG	DxGruppe (Diagnosegruppe)
etc.	und so weiter (*et cetera*)
EMG	Erwerbsminderungsgruppe
et al.	und andere (*et alii*)
e.V.	eingetragener Verein
ggf.	gegebenenfalls
GKV	gesetzliche Krankenversicherung
GKV-SV	GKV-Spitzenverband
GKV-WSG	GKV-Wettbewerbsstärkungsgesetz
GSG	Gesundheitsstrukturgesetz
HMG	Hierarchisierte Morbiditätsgruppen
HPV	Humane Papillomviren
Hrsg.	Herausgeber
IKK	Innungskrankenkasse/n
inkl.	inklusive / einschließlich

Jg.	Jahrgang
KEG	Kostenerstattergruppen
Morbi-RSA	morbiditätsorientierter Risikostrukturausgleich
Nr.	Nummer
o.O.	Ort nicht ersichtlich
p.a.	pro Jahr (per anno)
RSA	Risikostrukturausgleich
RSAV	Risikostrukturausgleichsverordnung
S.	Seite/n
SGB V	Sozialgesetzbuch Fünftes Buch
Tbl.	Tabelle
TCM	Traditionelle chinesische Medizin
TK	Techniker Krankenkasse
TSG	Turn- und Sportgemeinschaft
u.a.	unter anderem
URL	Uniform Resource Locators
u.v.m.	und vieles mehr
vgl.	vergleiche
z.B.	zum Beispiel

Tabellenverzeichnis

Abbildungsverzeichnis

1 Einleitung

„Wettbewerb ist die Folge von Wahlmöglichkeiten. "[1]

Die Voraussetzung für einen Wettbewerb unter den gesetzlichen Krankenkassen (GKV)[2] wurde durch die Einführung der Kassenwahlfreiheit im Jahre 1996 geschaffen. Bis dahin waren viele Krankenkassen auf Grund der gesetzlich geregelten Zuweisung von Mitgliedern nicht auf die Gewinnung von Versicherten angewiesen. Deshalb führten nur die wenigsten Krankenkassen ein systematisches Marketing durch.[3] Die Kassenwahlfreiheit macht die Versicherten in Kombination mit dem Kontrahierungszwang zu einem „souveränen Konsumenten", der die Möglichkeit hat, bei Unzufriedenheit die GKV zu wechseln.[4] Der Paradigmenwechsel hin zu mehr Wettbewerb zwingt die gesetzlichen Krankenkassen auf dem stagnierenden GKV-Markt um Versicherte zu werben. Voraussetzung für einen Kassenwettbewerb ist, dass die Risikoselektion unterbunden wird. Dies ist das zentrale Ziel des morbiditätsorientierten Risikostrukturausgleichs (Morbi-RSA), der den Wettbewerb auf die Qualität und Effizienz der medizinischen Versorgung lenken soll.[5]

Ziel dieser Arbeit ist es, einen näheren Einblick in das Konzept des Morbi-RSA zu geben und dessen Einfluss auf das Werbeverhalten der gesetzlichen Krankenkassen anhand von Praxisbeispielen zu prüfen. Daraus ergibt sich die grundlegende Fragestellung dieser Arbeit:
„Inwieweit hat die Einführung des Morbi-RSA einen Einfluss auf das Werbeverhalten von gesetzlichen Krankenkassen?"

Dazu werden in Kapitel zwei zunächst die wichtigsten gesetzlichen Änderungen der letzten Jahre und die damit einhergehenden Auswirkungen auf die Wettbewerbsmöglichkeiten der GKV dargestellt (Abschnitt 2.1). Dabei wird auch auf die Notwendigkeit der genaueren Berücksichtigung der Morbidität der Versi-

---

[1] Jacobs, K. / Klauber, J. / Leinert, J. (2006), S.14.
[2] Im weiteren Verlauf der Arbeit werden die Begriffe „gesetzliche Krankenkassen", „Krankenkassen", „ gesetzliche Krankenversicherungen" und „Kassen" synonym verwendet.
[3] Vgl. Schöffski, O. / Galas, E. / von der Schulenburg, J.-M. (1996),S. 299.
[4] Vgl. Schöffski, O. / Galas, E. / von der Schulenburg, J.-M. (1996),S. 296.
[5] Vgl. Drösler, S. / Hasford, J. / Kurth, B.-M. et al. (2011), S. 10.

cherten bei der Zuweisung an die Krankenkassen eingegangen und somit der Fokus auf den Morbi-RSA gelenkt. Das Konzept des Morbi-RSA wird im Zusammenhang mit dem Gesundheitsfonds erläutert (2.2). Anschließend werden die Kriterien für die Auswahl der im Morbi-RSA berücksichtigten Krankheiten beschrieben und die Ausgestaltung der Zuweisungen erklärt (Abschnitt 2.3). Überleitend zum dritten Kapitel wird die Frage aufgeworfen, ob die angestrebten Ziele des Morbi-RSA erreicht werden (2.4). Im dritten Kapitel der Arbeit wird zunächst grundlegend der Begriff des Marketings definiert und der Marketing-Mix vorgestellt (3.1). Anschließend wird der Marketingmix von vier GKV vorgesellt. Im vierten Kapitel werden die dargestellten Inhalte analysiert und auf Anwendung der Risikoselektion überprüft. Abschließend werden in einem Fazit die zentralen Ergebnisse dieser Arbeit zusammengefasst und ein kurzer Ausblick sowie Handlungsempfehlungen gegeben (Kapitel 5).

2 Der morbiditätsorientierte Risikostrukturausgleich

In den 90er Jahren hat eine Reduktion der Einnahmen[6] bei gleichbleibenden Ausgaben der GKV zu einer „Kostenexplosion" im Gesundheitswesen geführt. Angesichts dessen kam es zu grundlegenden Strukturreformen, die das Management der Krankenkassen vor große Herausforderungen stellten.[7] Die Besonderheiten des Beitrags- und Mitgliedschaftsrechts der GKV werden im Folgenden im Rahmen der Entstehungsgeschichte des Morbi-RSA erläutert. Außerdem werden die Ausgestaltung und die Zielerreichung des Morbi-RSA betrachtet.

2.1 Entstehungsgeschichte des Morbi-RSA

Bis 1996 wurde der Wettbewerb zwischen den GKV durch die gesetzliche Zuweisung der Versicherten nach dem ausgeübten Beruf stark eingeschränkt. Arbeiter waren traditionell bei den Allgemeinen Ortskrankenkassen (AOK) versichert, wenn das Unternehmen keine eigene Betriebskrankenkasse (BKK) besaß. Angestellte hingegen erhielten Versicherungsschutz bei den Ersatzkassen. Die Techniker-Krankenkasse (TK) war beispielsweise ursprünglich eine Kran-

---

[6] Einer der Hauptgründe hierfür war die gestiegene Arbeitslosenquote.
[7] Vgl. Kühn, H. (1995), S. 151.

kenkasse für Angestellte in technischen Berufen. Angestellte aus anderen Branchen konnten sich bei der TK nicht versichern.[8] Ausschließlich Angehörige bestimmter Berufsgruppen hatten begrenztes Wahlrecht zwischen den Angestellten- und Arbeiter-Ersatzkassen.[9] Mit dem *Gesundheitsstrukturgesetz* (GSG) von 1992 wurde zum ersten Januar 1996 die *Kassenwahlfreiheit* und somit ein beschränkter Wettbewerb[10] zwischen den gesetzlichen Krankenkassen eingeführt.[11] Seitdem kann ein Versicherter zwischen einer allgemeinen Ortskrankenkasse (AOK), einer örtlich zuständigen Ersatzkasse und einer Betriebs- oder Innungskrankenkasse (BKK, IKK)[12] wählen.[13] Durch die *individuelle Wahlfreiheit*[14] der Versicherten sollten die Krankenkassen zu einem effizienzsteigernden Wettbewerb angeregt werden. Der Fokus des Wettbewerbs sollte auf der Beitragssatzreduzierung liegen und der Wettbewerbsspielraum in allen anderen Bereichen weitgehend eingeschränkt werden.[15] Die Krankenkassen mussten somit ihre Organisation und strategische Ausrichtung an die Wettbewerbsbedingungen anpassen, um Versicherte zu gewinnen bzw. zu halten. Zum entscheidenden Faktor im Wettbewerb um Versicherte wurde dabei die Höhe des Beitragssatzes.[16] Mit dem Ziel die entstanden Unterschiede in den Risikostrukturen – und somit die Finanzierungsunterschiede – der Krankenkassen auszugleichen, wurde bereits vor der Einführung der Kassenwahlfreiheit im Jahre 1994 der *Risikostrukturausgleich* (RSA) eingeführt. Durch den RSA werden Unterschiede in der Mitgliederstruktur der Krankenkassen anhand der Risikokomponenten Alter, Geschlecht, Einkommen (die Höhe der beitragspflichtigen Einnahmen der Mitglieder), Familienlast (die Anzahl der mitversicherten Familienmitglieder) und Invalidität (im Sinne der Berufs- und Erwerbsunfähigkeitsrente) ausgeglichen. Zur Einstufung des Gesundheitszustands der Versicherten zieht der RSA vor allem die Indikatoren Alter, Geschlecht und Invalidität heran.[17] Dies

---

[8] Vgl. Knieps, F. (2015), S. 7.
[9] Vgl. Schulin, B. (1994), S. 29–31.
[10] Die Kassenwahlfreiheit gilt nicht für Versicherte, die per Gesetz der See-Krankenkasse, der Bundesknappschaft oder den Landwirtschaftlichen Krankenkassen zugewiesen werden (Vgl. Ingenerf, J. (2007), S. 1564; Haenecke, H (2001), S.61).
[11] Vgl. Haenecke, H. (2001), S. 2.
[12] Dies jedoch nur, wenn der Versicherte in einem entsprechenden Betrieb beschäftigt ist oder die Krankenkasse allgemein für alle Versicherten geöffnet ist.
[13] Vgl. Haenecke, H. (2001), S. 61.
[14] Abzugrenzen von der kollektiven Wahlfreiheit, die bereits vor 1996 möglich war.
[15] Vgl. Heanecke, H. (2001), S. 2.
[16] Vgl. Zok, K. (2009), S. 2.
[17] Vgl. Cassel, D. (1993), S. 102.

stellt einen Kritikpunkt des RSA dar. So kommt es beispielsweise vor, dass –
entgegen der Annahme des RSA – junge Menschen krank und alte Menschen
gesund sind und eine Unterdeckung der Ausgaben bei den Krankenkassen entsteht.[18] Durch diese ungenügende Erfassung der tatsächlichen Morbiditäts-
struktur ergaben sich Verzerrungen in den Zuweisungen, die den Krankenkassen – lediglich wegen der unterschiedlichen Struktur der Versicherten – Möglichkeiten zu Beitragssatzsenkungen gaben bzw. sie zu Beitragssatzerhöhun-
gen zwangen.[19] Aus dem Grund wurden seit 2003 ergänzend chronisch Kranke
gesondert im RSA berücksichtigt, wenn sie in einem zugelassenen, strukturier-
ten Behandlungsprogramm (Disease-Management-Programm, DMP) einge-
schrieben waren. Für besonders aufwändige Leistungsfälle wurde außerdem
ein *Risikopool* für die GKV eingerichtet. Der *Risikopool* sollte die Auswirkungen
einer ungleichen Verteilung von Hochkostenfällen, also jener für die Krankenkassen extrem teuren Versicherten, ausgleichen.[20] Seit dem Jahre 2001 wurde
eine Weiterentwicklung des RSA geplant, welche in Deutschland im Jahre 2009
als Morbi-RSA eingeführt wurde.

2.2 Finanzierung - Der Morbi-RSA im Gesundheitsfonds

Noch bis Ende 2008 waren die gesetzlichen Krankenkassen die Empfänger der
Beitragseinnahmen, und der Risikostrukturausgleich fand „intern" zwischen den
Krankenversicherungen statt. Seit dem 1. Januar 2009 erfolgt die Finanzierung
der gesetzlichen Krankenversicherung über den Gesundheitsfonds, welchem
die Einnahmen aus Sozialversicherungsbeiträgen und einem steuerfinanzierten
Bundeszuschuss zufließen. Die Sozialversicherungsbeiträge bestehen aus einem für alle Krankenkassen einheitlichen Beitragssatz und – sofern eine Kasse
diese erhebt – aus kassenspezifischen Zusatzbeiträgen. Grundsätzlich wird der
einheitliche Beitragssatz paritätisch von den Versicherten der Krankenkassen
(Arbeitnehmer und Rentner) und den Arbeitgebern bzw. Rentenversicherungs-
trägern einkommensabhängig getragen.[21] Der einheitliche Beitragssatz wird
durch die Rechtsverordnung der Bundesregierung festgesetzt. Zum 1. Januar

---

[18] Vgl. Bundesversicherungsamt (2008), S. 3.
[19] Vgl. Göpffarth, D. (2006), S. 13.
[20] Vgl. Drösler, S. / Hasford, J. / Kurth, B.-M. et al. (2011), S. 93.
[21] Vgl. Wasem, J. (2007), S.16.

2015 wurde er von 15,5% auf 14,6 % des Bruttoeinkommens abgesenkt.[22] Der bisherige Sonderbeitrag (für Zahnersatz und Lohnfortzahlung) von 0,9% entfällt.

Nach festgelegten Regeln und Kriterien werden den 123 gesetzlichen Krankenkassen zur Deckung der durchschnittlichen Leistungs-und Verwaltungsausgaben, Aufwendungen zur Entwicklung und Durchführung von DMP und Satzungs- und Ermessensleistungen pro Versichertem monatlich Gelder zugewiesen. Die Zuweisung für Leistungsausgaben besteht aus einer Grundpauschale in Höhe der durchschnittlichen Ausgaben je Versichertem, die durch Zu- und Abschläge des RSA erhöht bzw. vermindert wird.[23]

Zeitgleich zur Einführung des Gesundheitsfonds und eines einheitlichen Beitragssatzes für alle Krankenkassen, wurde der RSA 2009 im Rahmen des GKV-Wettbewerbsstärkungs-gesetzes (GKV-WSG) zum Morbi-RSA reformiert. Seit der Einführung des Morbi-RSA hängen die Zuweisungen für die Leistungsausgaben durch den RSA neben den Komponenten Alter, Geschlecht, Einkommen, Familienlast und Invalidität auch von der Morbidität der Versicherten ab. Wenn die Zuweisungen aus dem Gesundheitsfonds nicht ausreichen, können die Krankenkassen individuell einen einkommensabhängigen und prozentualen Zusatzbeitrag erheben. Im Jahre 2015 beträgt dieser durchschnittlich 0,9%.[24] Der pauschalisierte Sonderbeitrag wird somit durch eine neue Form des Zusatzbeitrags ersetzt. Der kassenindividuelle Zusatzbeitrag wird allein vom Arbeitnehmer getragen und ist einkommensabhängig. Die monetären Rückflüsse zu den Krankenkassen werden hingegen pro Versichertem anhand eines Durchschnitts der beitragspflichtige Einnahmen (2015: 1159€) berechnet.[25] Erhebt eine Krankenkasse z.B. einen kassenindividuellen einkommensabhängigen Zusatzbeitrag von 0,9% des Bruttolohns, das bei Mitglied A 4.000 € beträgt, so muss das Mitglied monatlich zusätzlich 36€ (0,9%*4.000€) zahlen. Die Krankenkasse erhält im Gegenzug aus dem Gesundheitsfonds eine Zuweisung von 17,56€ (0.9%*1.950€) monatlich. Damit wird vermieden, dass Krankenkassen

---

[22] Vgl. Kallweit, M. / Kohlmeier, A. (2012), S. 12.
[23] Vgl. Drösler, S. / Hasford, J. / Kurth, B.-M. et al. (2011), S. 13-14.
[24] Der Durchschnittliche Zusatzbeitragssatz wird durch das Bundesgesundheitsministerium auf Empfehlung des GKV-Schätzerkreises (BVA, GKV-SV, BMG) bis zum 1. November jeweils für das Folgejahr festgelegt (Vgl. GKV-Spitzenverband (2015)).
[25] Vgl. GKV-Spitzenverband (2015); Knieps, F. (2015), S. 24.

mit überdurchschnittlich verdienenden Versicherten bei gleichem Finanzie-
rungsbedarf einen geringeren einkommensabhängigen Zusatzbeitrag erheben
als Krankenkassen mit unterdurchschnittlich verdienenden Mitgliedern.[26]
In der Abbildung 1 werden die aktuellen Finanzströme im Rahmen des Gesundheitsfonds seit dem 1. Januar 2015 und das Beispiel dargestellt.

Abbildung 1: Finanzströme im Gesundheitsfonds

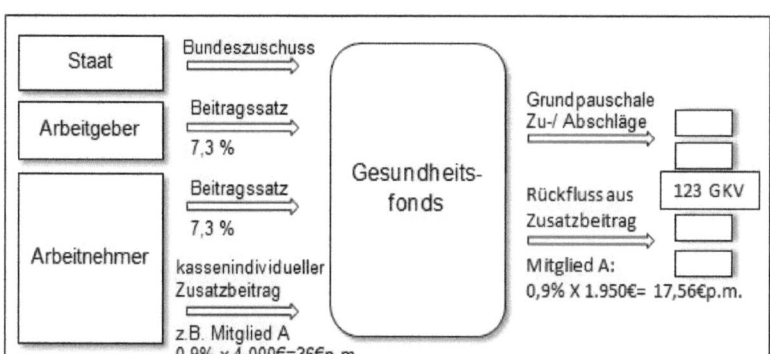

Quelle: In Anlehnung an Knieps, F. (2015), S. 24.

2.3 Ausgestaltung des Morbi-RSA

Mit dem Ziel die Morbidität und die somit anfallenden Ausgaben beim Risikostrukturausgleich in stärkerem Maße zu berücksichtigen, wurden Krankheiten
ausgewählt, auf deren Grundlage die Zuschläge für die Krankenkassen verteilt
werden. Durch das Sozialgesetzbuch V (SGB V) und die Risikostrukturaus-
gleichsverordnung (RSAV) werden wesentliche Vorgaben für die Ausgestaltung
des Morbi-RSA geregelt. So gibt die RSAV in § 268 Abs. 1 Satz 1 vor, dass der
Morbi-RSA „50 bis 80 insbesondere chronische Krankheiten und Krankheiten
mit schwerwiegendem Verlauf der Auswahl der Morbiditätsgruppen zugrunde
legen" soll.[27] Die Hauptkriterien für die Auswahl der im Morbi-RSA berücksichtigten Krankheiten sind gemäß der RSAV die *Kostenintensivität, Chronizität* und
ein *Verlaufsschwere*.[28] *Kostenintensiv* sind all diejenigen Krankheiten, bei denen die durchschnittlichen Leistungsausgaben je Versicherten die durchschnittlichen Leistungsausgaben aller Versicherten um mindestens 50% übersteigen.

---

[26] Vgl. Knieps, F. (2015), S. 24.
[27] Vgl. Risikostruktur-Ausgleichsverordnung (2015).
[28] Vgl. Chruscz, D. (2012), S. 33-34.

Als *chronisch* werden Krankheiten eingestuft, wenn für mehr als 50% der betroffenen Versicherten gilt, dass in mindestens zwei Quartalen eines Jahres die betreffende Diagnosegruppe in den gesicherten vertragsärztlichen Diagnosen dokumentiert wurde. Der Verlauf einer Erkrankung wird als *schwerwiegend* eingestuft, wenn mindestens 10% der Versicherten wegen dieser Krankheit im Krankenhaus waren. Aus den Krankheiten, die diese Kriterien erfüllen, wurde eine Rangfolge gebildet und die ersten 80 Krankheiten ausgewählt.[29]

Für die Berechnung der Leistungsausgaben der Krankenkassen erfolgt eine Zuordnung der Versicherten zu Alters-Geschlechts-Gruppen (AGG), Erwerbsminderungsgruppen (EMG), Hierarchisierten Morbiditätsgruppen (HMG),[30] Kostenerstattergruppen (KEG) und zu den Auslands-Alters-Geschlechts-Gruppen (AusAGG). Jedem Versicherten wird auf Grundlage seines Alters und seines Geschlechts durch das Klassifikationsmodell eine von 40 AGG zugeordnet. In dem § 31 Abs. 4 Satz 4 der RSAV ist festgelegt, dass Versicherte, die den „überwiegenden Teil des dem Berichtsjahr vorausgehenden Jahres eine Rente wegen Erwerbsminderung erhalten haben"[31], eigene Risikogruppen nach Alter und Geschlecht erhalten sollen. Deshalb hat das Bundesversicherungsamt (BVA) sechs EMG eingeführt. Bei Versicherten, die in dem Jahr vor dem Berichtsjahr Kostenerstattung im Bereich der vertragsärztlichen Versorgung gewählt haben, gilt eine Sonderregelung. Grund dafür ist, dass für diese Versicherten die Diagnosen nicht auf dem üblichen Abrechnungsweg an die Krankenkassen gemeldet werden und somit eine Zuordnung zu den HMG nicht erfolgen kann. Stattdessen werden die Versicherten zwei KEG zugeordnet. Da für Versicherte, deren Wohnsitz oder gewöhnlicher Aufenthalt nicht in Deutschland ist, keine diagnostischen Informationen vorliegen gibt es auch hier eine Sonderreglung und die Versicherten werden einer der 40 AusAGG zugeordnet.[32] Für die 80 zuschlagsauslösenden Krankheiten hat das BVA 112 Morbiditätsgruppen eingeführt. Diese werden wiederrum in 25 Krankheitshierarchien anhand ihres Schweregrades eingeordnet, sodass sich sogenannte *Hierarchisierte Morbidi-*

---

[29] Vgl. Jahn, R. / Schillo, S. / Wasem, J. (2012), S. 627.
[30] Vgl. Bundesversicherungsamt (2008), S. 6.
[31] Vgl. Risikostruktur-Ausgleichsverordnung (2015).
[32] Vgl. Drösler, S. / Hasford, J. / Kurth, B.-M. et al. (2011),S. 18-21.

tätsgruppen (HMG) ergeben.[33] Um den Schweregrad der Krankheiten zu berücksichtigen und zu differenzieren, fassen HMG Diagnosen mit ähnlichem Ressourcenbedarf zu Diagnosegruppe (DxGs) zusammen. Die morbiditätsorientierten Zuschläge für die Versicherten hängen von der HMG-Zuordnung der Krankheit ab.[34] Bei Multimorbidität besteht die Möglichkeit, dass eine Krankenkasse für einen einzelnen Versicherten gleichzeitig mehrere morbiditätsorientierte Zuschläge erhält.[35] Erfüllt der Versicherte für eine Krankheit mehrere HMG gilt nur die ressourcenintensivere HMG.[36]

Die Zuordnung in die HMG wird durch Arzt- und/oder Krankenhausdiagnosen vorgenommen und ggf. durch Arzneimittelcodes und/ oder Prozeduren validiert.[37] Um eine Zuweisung zu erhalten, müssen zwei gesicherte Diagnosen der gleichen Krankheit in zwei unterschiedlichen Quartalen eines Jahres vorliegen. Grundsätzlich sollen die Zuschläge, die mit der Krankheit verbundenen Folgekosten und nicht die laufenden Behandlungskosten abdecken. Für jede Morbiditätsgruppe wird geprüft, welche Ausgaben ein Versicherter mit der entsprechenden Diagnose im Jahr nach der Diagnosestellung verursacht. Damit handelt es sich um ein sogenanntes „prospektives Modell".[38]

2.4 Zielerreichung des Morbi-RSA

Ein Risikostrukturausgleich soll die Grundlage für einen fairen Wettbewerb der Krankenkassen schaffen und zur Erhöhung von Effizienz und Effektivität der Gesundheitsversorgung führen. In wettbewerblicher Hinsicht soll durch den Morbi-RSA sichergestellt werden, dass die Krankenkassen trotz der historisch bedingten Unterschiede in den Versichertenstrukturen annähernd gleiche Startchancen bei der Gewinnung von Versicherten haben. Ziel ist es also die negativen Verteilungseffekte bzgl. Personal, Branche und Region auszugleichen.[39] Damit sollen die Anreize zur Risikoselektion der Krankenkassen unterbunden werden.

---

[33] Vgl. Bundesversicherungsamt (2008), S. 7.
[34] Vgl. Chruscz, D. (2012), S. 35.
[35] Vgl. Schulte, C. / Sievers, C. / Tebarts, K. (2008), S 62.
[36] Vgl. Chruscz D. (2012), S. 35.
[37] Vgl. Jahn, R. / Schillo, S. / Wasem J. (2012), S. 625; Bundesversicherungsamt (2008), S.6.
[38] Vgl. Drösler, S. / Hasford, J. / Kurth, B.-M. et al. (2011), S. 21-22.
[39] Vgl. Wille E. / Ulrich V. / Schneider U. (2014), S. 31.

Bei der Risikoselektion kann zwischen positiver und negativer Risikoselektion unterschieden werden. Bei der *positiven Risikoselektion* ist das Ziel „gute Risiken", d.h. Personen, die einen positiven Deckungsbeitrag besitzen anzuziehen oder zu halten. Bei der *negativen Risikoselektion* werden hingegen „schlechte Risiken" abgeschreckt oder zu einem Kassenwechsel motiviert.[40] Sind keine Anreize zur Risikoselektion gegeben bedeutet das, dass beispielsweise kranke Versicherte nicht zwangsläufig schlechte Risiken darstellen und der selektive Wettbewerb um gut verdienende, junge und gesunde Versicherte eingeschränkt wird. Dadurch sollen Krankenkassen zur kontinuierlichen Verbesserung der Wirtschaftlichkeit und Qualität der medizinischen Versorgung gezwungen werden.[41]

Zur Überprüfung der Zielerreichung kann die Deckungsquote der Morbi-RSA auf Individueller-, Gruppen- und Kassenebene betrachtet werden. Die Deckungsquote zeigt die Differenz zwischen den Ausgaben und Zuweisungen und somit die Zielgenauigkeit des Morbi-RSA auf. Eine Deckungsquote von 100% bedeutet demnach, dass die Zuweisungen genau den Ausgaben entsprechen. Eine Deckungsquote von unter bzw. über 100% weist auf eine Unterdeckung bzw. Überdeckung hin und bietet den Krankenkassen Anreize zur Risikoselektion.[42] Bei der Betrachtung der Deckungsquoten der einzelnen Leistungsbereiche zeigt sich, dass die Deckungsquote des Krankengelds im Jahre 2012 bei einer Spanne von 57,7% bis 172,4% eine besonders große Streuung aufweist.[43] Das ist darauf zurückzuführen, dass sich die Krankengeldzahlungen der Krankenkassen an die Versicherten an dem tatsächlichen Einkommen der Versicherten orientiert, während der Morbi-RSA nur standardisierte Durchschnittsverdienste ausgleicht. Da es keine Ausgleichszahlungen für die Krankengeldansprüche der Versicherten gibt, werden z.B. kleine Betriebskrankenkassen, die Versicherte mit überdurchschnittlich hohen Verdiensten haben, durch den Morbi-RSA benachteiligt. Außerdem konnte der morbiditätsorientierte Risikostrukturausgleich die Unterdeckung der Multimorbiden und Überdeckung von Gesunden zwar

---

[40] Vgl. Höppner, K. / Greß, S. / Rothgang, H. et al. (2005), S. 13.
[41] Vgl. Drösler, S. / Hasford, J. / Kurth, B.-M. et al. (2011), S. 10.
[42] Vgl. Gröpffarth, D. (2012), S. 11.
[43] Vgl. Gröpffarth, D. (2012), S.13.

jeweils reduzieren, aber dennoch nicht vollständig beseitigen.[44] Insgesamt weisen Krankenkassen mit überdurchschnittlicher Morbidität tendenziell eine Unterdeckung der Ausgaben auf, wohingegen Krankenkassen mit unterdurchschnittlicher Morbidität tendenziell Überdeckungen verzeichnen.[45]

Eine weitere Möglichkeit zur Überprüfung, ob weiterhin Anreize für Krankenkassen zur Risikoselektion bestehen, bietet die Betrachtung des Werbeverhaltens der Krankenkassen. Die Marketinginstrumente von Unternehmen sind auf die Zielgruppen der Krankenkassen angepasst. Anhand der Ausrichtung der Marketinginstrumente kann somit überprüft werden, ob bestimmte Versichertengruppen von Krankenkassen präferiert werden. Im weiteren Verlauf der Arbeit wird die Zielerreichung des Morbi-RSA anhand des Werbeverhaltens der GKV mit Hilfe von Praxisbeispielen geprüft.

3 Die Handlungsmöglichkeiten im Marketing für gesetzliche Krankenkassen

Der GKV-Markt stellt auf Grund der konstanten Zahl gesetzlich Versicherter einen stagnierenden Markt dar. Somit ist der Wettbewerb um Mitglieder auf dem Markt der GKV stark ausgeprägt.[46] Zudem wurden die Handlungsmöglichkeiten der gesetzlichen Krankenkassen im Markt durch die Reformen des GSG stetig verändert und sind weitreichend beschränkt. Trotzdem bieten sich den Krankenkassen einige Möglichkeiten, sich im Wettbewerb zu differenzieren und somit Kunden zu gewinnen bzw. zu halten. Diese Möglichkeiten gilt es zu strukturieren und systematisch zu untersuchen, um einen Überblick über die unternehmerischen Gestaltungsmöglichkeiten der GKV im Wettbewerb zu erlangen.[47] Um sich im Wettbewerb von der Konkurrenz abzusetzen, können Krankenkassen die Instrumente des Marketing-Mix nutzen. Dieser wird im Folgenden vorgestellt. Anschließend wird anhand von Praxisbeispielen gezeigt, wie die GKV von den Marketinginstrumenten Gebrauch machen.

---

[44] Vgl. Gröpffarth, D. (2012), S.11.
[45] Vgl. Drösler, S. / Hasford, J. / Kurth, B.-M. et al. (2011), S. 81.
[46] Vgl. Haenecke, H. (2001), S. 101.
[47] Vgl. Haenecke, H. (2001), S. 3.

3.1 Grundlagen des Marketings

Manfred Bruhn definiert Marketing mit folgenden Worten:

„Marketing ist eine unternehmerische Denkhaltung. Sie konkretisiert sich in der Analyse, Planung, Umsetzung, und Kontrolle sämtlicher interner und externer Unternehmensaktivitäten, die durch eine Ausrichtung der Unternehmensleistungen am Kundennutzen im Sinne einer konsequenten Kundenorientierung darauf abzielen, absatzmarktorientierte Ziele zu erreichen." [48]

Die Grundidee des Marketings ist also die konsequente Ausrichtung des Unternehmens auf die aktuellen Marktbedürfnisse. Auf wettbewerbsintensiven Märkten – wie dem GKV-Markt – sollten die Bedürfnisse der Nachfrager im Zentrum der Unternehmensführung stehen. Die wichtigste Herausforderung des Marketings ist das Erkennen von Marktveränderungen und Bedürfnisverschiebungen, um rechtzeitig Wettbewerbsvorteile aufzubauen und somit wettbewerbsfähig zu bleiben.[49] Alle Handlungen und Entscheidungen werden im sogenannten *Marketing-Mix* zusammengefasst. Dieser umfasst vier verschiedene Marketinginstrumente, die untereinander abgestimmt sein sollten und zur Umsetzung der Marketingstrategie des Unternehmens beitragen. Dabei handelt es sich um die Distributions- (Place), Produkt- (Product), Preis-(Price) und Kommunikationspolitik (Promotion) - im Englischen als 4 P's bezeichnet.[50] In der GKV-Literatur findet üblicherweise eine Aufteilung in die Bereiche Beitragssatz bzw. Zusatzbeitrag, Leistungen, Service und Image statt.[51] Das Instrument der Distribution wird bei Betrachtung der Krankenkassen dem Service zugerechnet.[52] Im Kontext des Krankenkassenmarketings kann somit in Anlehnung an den klassischen Marketing-Mix eine Gliederung in die folgenden Bereiche vorgenommen werden:

- Kontrahierungspolitik (Preispolitik, Konditionenpolitik),
- Produktpolitik (Leistungspolitik, Servicepolitik (inkl. Distribution)) und
- Kommunikationspolitik.[53]

---

[48] Bruhn, M. (2007), S. 3.
[49] Vgl. Schweiger, G. / Schrattenecker, G. (2013), S. 17.
[50] Vgl. Walsh, G. / Deseniss, A. / Kilian, T. (2013), S. 7.
[51] Vgl. Haenecke, H. (2001), S.129.
[52] Vgl. Haenecke, H. (2001), S. 26.
[53] Vgl. Haenecke, H. (2001), S. 123-124.

Die nachfolgende Betrachtung von Praxisbeispielen im Rahmen des Kranken-kassenmarketings folgt dieser Unterteilung.

3.2. Begründung der Auswahl der gesetzlichen Krankenkassen

Anhand von vier gesetzlichen Krankenkassen – Techniker Krankenkasse (TK), AOK Baden-Württemberg (AOK BW), BKK Mobil Oil, IKK Classic – wird im Folgenden beispielhaft gezeigt, wie die Krankenkassen die einzelnen Marketinginstrumente ausgestalten, um ihre Zielgruppen anzusprechen. Um die grundlegende Forschungsfrage dieser Arbeit zu beantworten, werden bei der Betrachtung des Marketing-Mix dieser Krankenkassen die Bereiche fokussiert, anhand derer sich die Zielgruppen der Krankenkassen analysieren lassen. Zur vertiefenden Übersicht werden die Ergebnisse der Betrachtung in einer Tabelle im Anhang zusammengefasst.

Die Auswahl der Krankenkassen umfasst vier verschiedene Krankenkassenarten (Allgemeine Ortskrankenkassen (AOK), Ersatzkassen, Innungskrankenkassen (IKK) und Betriebskrankenkassen (BKK)). Die vier Krankenkassen gehören jeweils zu den größten Krankenkassen ihrer Art. Die Techniker Krankenkasse (TK) ist mit rund 9,5 Millionen Versicherten die größte Ersatzkasse in Deutschland. Der AOK-Bundesverband versichert in seinen elf AOKs bundesweit rund 24 Millionen Menschen, was einen Marktanteil von fast 35% entspricht.[54] Die AOK BW ist – nach der AOK Bayern – mit 3.939.507 Versicherter (2.947.532 Mitgliedern) die zweitgrößte AOK. Die BKK Mobil Oil versichert 1.055.844 und die IKK Classic 3.526.592 Menschen bundesweit.[55] Somit besitzen die vier gesetzlichen Krankenkassen jeweils einen großen Versichertenstamm, was auf eine gute Marketingarbeit schließen lässt. Zudem ist davon auszugehen, dass alle vier Krankenkassen über ein großes Werbebudget verfügen. Bis 1996 wurden die Versicherten den GKV gesetzlich zugewiesen.[56] Da die Arbeiter traditionell bei den AOK versichert waren, Angestellte hingegen den Versicherungsschutz bei den Ersatzkassen erhielten, ist davon auszugehen, dass die Krankenkassenarten weiterhin unterschiedliche Versichertenstrukturen aufweisen.

---

[54] Vgl. Krankenkassennetz.de (Hrsg) (2015a).
[55] Vgl. Krankenkassennetz.de (Hrsg) (2015b).
[56] Vgl. Abschnitt 2.1 Entstehungsgeschichte des Morbi-RSA, S. 2-3.

3.3 Die Kontrahierungspolitik

Das Marketinginstrument der Kontrahierungspolitik wird in zwei Subinstrumente gegliedert: Preispolitik und Konditionenpolitik. Die Preispolitik beinhaltet alle Entscheidungen, die die Festlegung der Entgelte betrifft.[57] In der GKV wurde der Wettbewerb bisher vor allem über die Beitragshöhe ausgetragen. Seit Einführung des Gesundheitsfonds gibt es einen für alle Krankenkassen einheitlichen Beitragssatz.[58] Durch Einsparungen war es für Krankenkassen bis 2015 möglich einen Teil ihrer Beiträge bis zum Ende des Jahres zurück zu erstatten, d.h. den Mitgliedern eine Prämie auszuzahlen. Die Prämienauszahlungen lagen im Jahre 2014 bei den Krankenkassen zwischen 80-125€. Diese Funktion wurde durch die Einführung kassenindividueller Zusatzbeiträge abgelöst und ist per Gesetz nicht mehr möglich.[59] Der Zusatzbeitragssatz wird kassenindividuell bestimmt und ist einkommensabhängig.[60] Im Vergleich der Krankenkassen zeigt sich, dass es eine weite Spanne zwischen den erhobenen Zusatzbeiträgen gibt. Während zwei Krankenkassen (Metzinger BKK, BKK Euregio) keinen Zusatzbeitrag erheben, erhebt die IKK Nord einen Zusatzbeitrag von 1,3% des Bruttolohns von seinen Mitgliedern.[61] Im Durchschnitt liegt der kassenindividuelle Zusatzbeitrag bei 0,9% des Bruttolohns. Die vier ausgewählten Krankenkassen liegen im Durchschnitt oder knapp unter diesem.

Die Konditionenpolitik betrifft das Angebot alternativer Tarifmodelle.[62] Häufig nutzen Krankenkassen Bonusprogramme bzw. Prämienprogramme als preispolitisches Marketinginstrument. Als Beispiel kann das Prämienprogramm „ProFit" der AOK Baden-Württemberg angeführt werden. Über die Durchführung unterschiedliche Gesundheitsmaßnahmen besteht die Chance, Punkte zu sammeln und gegen Sach- und Geldprämien einzutauschen. Bei den Gesundheitsmaßnahmen handelt es sich um Maßnahmen der Vorsorge und Prävention (z.B. Fitnessnachweis, Sportabzeichen, Zahnvorsorge, Präventionskurse, Teilnahme am DMP, aktive Betätigung im Sportverein).[63] Bonuspunkte gibt es also

---

[57] Vgl. Haenecke, H.(2001), S. 124.
[58] Vgl. Abschnitt 2.2 Finanzierung- Der Morbi-RSA im Gesundheitsfonds, S. 4-5.
[59] Vgl. GKV-Spitzenverband (2015).
[60] Vgl. Abschnitt 2.2 Finanzierung- Der Morbi-RSA im Gesundheitsfonds, S. 4-5.
[61] Vgl. Euro-Informationen (Hrsg.) (2015a).
[62] Vgl. Haenecke, H. (20019), S. 126.
[63] Vgl. AOK Baden-Württemberg - Die Gesundheitskasse (Hrsg.) (2015a).

sowohl für kostenfreie als auch kostenpflichtige Maßnahmen. Im Rahmen der TK-Gesundheitsdividende können die Versicherten der TK neben einer Barauszahlung auch Zuschüsse zu Gesundheitsleistungen erhalten. Neben Zuschüssen zu z.b. Sportmedizinischen Untersuchungen und Vorsorgeuntersuchungen gehören zu den Gesundheitsleistungen auch Zuschüsse zu Fitnesstrackern und Wearables wie z.b. die AppleWatch.[64] Neben den Bonusprogrammen gibt es zudem zahlreiche freiwillige Wahltarife. Optional zu den festgelegten Wahltarifen können Krankenkassen z.b. Selbstbehalttarife anbieten. Hierbei beteiligen sich die Versicherten bis zu einer bestimmten Höhe – dem sogenannten Selbstbehalt – an den Kosten für medizinische Behandlungen. Wird keine dieser medizinischen Behandlungen in Anspruch genommen, wird dem Versicherten die volle Prämie ausgezahlt.[65] Die TK bietet zwei Selbstbehalttarife an, die sich an dem Einkommen der Versicherten orientiert (Tarif150Plus, Tarif 300Plus). Bei den zwei Tarifen kann der Selbstbehalt auf eine Auswahl an Leistungen beschränkt werden und so das finanzielle Risiko reduziert werden.[66] Außerdem werden den Versicherten durch verschiedene Wahltarife Beitragsrückerstattungen angeboten.

3.4 Die Produktpolitik

Als Produkt kann bei gesetzlichen Krankenkassen der Versicherungsschutz gesehen werden. Die Produktpolitik unterteilt sich in die Bereiche der Leistungs- und Servicepolitik, die häufig schwer voneinander abzugrenzen sind.[67] Die Leistungspolitik umfasst all jene Entscheidungen, die im Zusammenhang mit der Gestaltung des Leistungsprogramms eines Unternehmens stehen.[68] Rund 95% der Leistungen der gesetzlichen Krankenkassen sind durch das Gesetz vorgeschrieben.[69] Diese, im gesetzlichen Leistungskatalog festgelegten *Pflichtleistungen,* stellen eine gemeinsame Versorgungsbasis aller gesetzlichen Krankenkassen dar. Neben den Pflichtleistungen gibt es einige *Mehrleistungen* (auch Zusatzleistungen, ergänzende Leistungen oder Satzungsleistung genannt). *Mehrleistungen* können von den Krankenkassen im Rahmen ihres ge-

---

[64] Vgl. Techniker Krankenkasse (Hrsg.) (2015a).
[65] Vgl. Techniker Krankenkasse (Hrsg.) (2015b).
[66] Vgl. Euro-Informationen (Hrsg.) (2015b).
[67] Vgl. Haenecke, H. (2001), S. 129.
[68] Vgl. Walsh, G. / Deseniss, A. / Kilian, T. (2013), S. 267.
[69] Vgl. Krankenkassennetz.de GmbH (2015c).

setzlich eingeräumten Ermessensspielraumes selbst gestalten und ihren Versicherten über die Pflichtleistungen hinaus angeboten werden.[70] So bietet sich den Krankenkassen die Gelegenheit sich trotz des gesetzlich festgelegten Leistungskatalogs von der Konkurrenz abzugrenzen. Das Angebot der Mehrleistungen lässt sich grob in die vier Bereiche unterteilen: spezielle Versorgungsangebote, Vorsorge/Prävention, alternative Heilmethoden und Gesundheitsförderung. Alle vier Krankenkassen bieten z.b. DMP für chronisch Kranke an (Curaplan der AOK, TK-Plus, IKK Promed, BKK Medplus). Im Bereich der Naturheilverfahren leistet von den ausgewählten GKV die TK das größte Repertoire an Leistungen. Bei der Vorsorge und Prävention reicht die Spanne der TK-Leistung von der Übernahme der Kosten für Impfungen und Vorsorgeuntersuchungen bis hin zu Zuzahlungen zu TK-Gesundheitsreisen. Darüber hinaus werden vor allem primär Leistungen, die von Schwangeren oder Kindern wahrgenommen werden übernommen.

Die Servicepolitik enthält alle Entscheidungen, die die Inanspruchnahme einer Leistung durch den Versicherten erleichtern oder angenehmer machen.[71] Hierunter fällt z.B. das Erscheinungsbild der Geschäftsstelle oder des Personals, die Zuverlässigkeit der Dienstleistungserfüllung, die Reaktionsfähigkeit auf individuelle Wünsche von Versicherten und die Kompetenz des Personals.[72] Allerdings sind all diese Faktoren schwierig zu messen bzw. objektiv zu beurteilen. Dies fällt bei quantitativen Größen, die der Erreichbarkeit zugeordnet werden leichter. Die Erreichbarkeit ist der zentrale Inhalt der Distributionspolitik, die alle Entscheidungen, die die Übermittlung des Leistungsangebots der GKV betreffen, umfasst.[73] Die strategische Ausgestaltung reicht von der Pflege eines dichten Geschäftsstellennetzes bis zur Positionierung als Direktkasse. Viele – insbesondere junge – Krankenkassen haben überwiegend oder ausschließlich über Internet und Telefon Kontakt zu den Versicherten. Diese Krankenkassen werden häufig als Direktkrankenkassen bezeichnet.[74] Kennzeichen der Direktkrankenkassen sind ein gering ausgeprägtes Geschäftsstellennetz und eine 24 stündige Erreichbarkeit über Telefon und Internet. Die Betriebskrankenkassen

---

[70] Vgl. Meckel, A.-K. (2010), S. 86.
[71] Vgl. Haenecke, H. (2001), S.133.
[72] Vgl. Haenecke, H. (2001), S. 134.
[73] Vgl. Walsh, G. / Deseniss, A./ Kilian, T. (2013), S. 382.
[74] Vgl. Neumann, F. / Waldschmitt, E. (2009), S. 236.

Mobil Oil hat beispielsweise bundesweit nur vier Geschäftsstellen. Die großen klassischen GKV setzen im Gegensatz dazu überwiegend auf ihr enges Geschäftsstellennetz. Die TK besitzt bspw. 247 Geschäftsstellen bundesweit und die IKK classic sogar 332. Die AOK Baden-Württemberg besitzt allein 230 Geschäftsstellen in ihrem Bundesland.[75] Der Kontakt zum Versicherten erfolgt überwiegend persönlich in der Geschäftsstelle. Die TK bietet neben einer 24-stündigen Hotline ein Expertentelefon bei Behandlungsfehlern, ein Familien-Telefon, ein Zweitmeinungstelefon und eine Transplantations-Hotline an. Beratung wird neben dem telefonischen Wege auch über Beratungschats angeboten. Durch einen Erinnerungs-Service bietet sich den Versicherten die Chance, per E-Mail von der Versicherung rechtzeitig über anstehende Untersuchungstermine informiert zu werden.[76]

3.5 Die Kommunikationspolitik

Die wesentlichen Instrumente der Kommunikationspolitik sind Öffentlichkeitsarbeit, Verkaufsförderung, klassische Werbung, Event-Marketing, Sponsoring, Online-Kommunikation, Messen und Ausstellungen.[77] Die Kommunikationspolitik hat als Ziel, dass die angebotenen Leistungen von den Kunden und den potentiellen Kunden wahrgenommen und positiv bewertet werden.[78] Somit geht es vor allem um die Imagebildung der Krankenkassen. Das Wissen über die Krankenkassen der Versicherten ist, durch den meist seltenen Kontakt zu diesen, sehr gering. Umso wichtiger ist das Image, das viele Versicherte heranziehen um die Qualität einer Krankenkasse zu beurteilen.[79] Das Internet ist zum wichtigsten Werbeträger der Krankenkassen geworden. Neben den Instrumente von E-Mail Newsletter, dem Suchmaschinen Marketing, der Online Werbung und dem Empfehlungsmarketing, nutzen Krankenkassen vor allem ihre Webseite und Social Media um ihr Image in der Öffentlichkeit zu verbessern oder ihre Markenbekanntheit zu steigern.[80]

---

[75] Vgl. Kassensuche GmbH (Hrsg.) (2015).
[76] Vgl. Kassensuche GmbH (Hrsg.) (2015).
[77] Vgl. Haenecke, H. (2001), S. 138.
[78] Vgl. Schweiger, G. / Schrattenecker, G. (2013), S. 85.
[79] Vgl. Haenecke, H. (2001), S. 138.
[80] Vgl. Schweiger, G. / Schrattenecker, G. (2013), S. 146.

Die *Corporate Website* ist eine Art elektronische Broschüre, auf der sich die Krankenkassen der virtuellen Öffentlichkeit präsentieren und Informationen bereitstellen.[81] Durch die Art der Gestaltung und Informationen trägt sie maßgeblich zur Imagebildung bei. Krankenkassen sollten ihre Werbemittel so gestalten, dass dem Kunden die Identifikation der Krankenkasse als Sender der Werbebotschaft leicht fällt.[82] Folglich ist ein einheitliches Erscheinungsbild der Werbemittel durch den Einsatz von Konstanten (z.B. Slogan, Logo, Farben- „Corporate Design") Voraussetzung dafür, dass die Werbemittel eine imagerelevante Wirkung erfüllen können. Bei der Betrachtung der Webseiten der ausgewählten Krankenkassen sind eindeutige Konstanten zu finden. Alle drei Krankenkassen haben eine Basisfarbe, die sich auch in ihrem Logo wiederfindet. Sowohl das Logo als auch die Webseite der TK, IKK Classic und Mobil Oil sind blau. Die Farbe Blau steht laut Studien für Werte wie Zuverlässigkeit, Geborgenheit, Ruhe, Stärke, Treue und Vertrauen.[83] Auch die von der AOK gewählte Farbe Grün hat eine beruhigende Wirkung auf den Betrachter und vermittelt das Gefühl von Sicherheit und Zuverlässigkeit. Außerdem wird grün mit Natur, Hoffnung, Ökologie, Ausgeglichenheit und Gesundheit assoziiert.[84] Die Basisfarbe Grün wird bei der AOK mit dem Lebensbaum im Logo verknüpft und durch den Slogan „die Gesundheitskasse" abgerundet. Den Begriff der „Gesundheit" greifen auch die TK und die IKK classic als Schlagwort in ihrem Slogan auf. Der Blickfang auf allen vier Webseiten ist jeweils ein Bild, das sich durch seine Größe oder Positionierung abhebt und mit dem Thema Gesundheit verbunden werden kann. Die Bilder haben eine emotionale Reizwirkung indem sie Reize wie soziales Glück, Geborgenheit, Sicherheit (TK: Pärchen, BKK Mobil Oil & AOK: Familie), Sportlichkeit (IKK Classic: Olympiasieger im Skispringen Severin Freund, AOK: Fußball Nationalspieler Phillip Lahm) verwenden. Inhaltlich werden die Hauptseiten durch die Themen eHealth, gesunde Ernährung/ Diäten, Bewegung und die Leistungen der Krankenkassen bestimmt.[85]

---

[81] Vgl. Schweiger, G. / Schrattenecker, G. (2013), S. 147.
[82] Vgl. Blumentritt, M. (1993), S. 165.
[83] Vgl. Kilian, K. (2012), S. 42; Barth, P. / Malaval, J. (2011), S. 34.
[84] Vgl. Springer, C. (2008), S. 58; Bartel, S.(2013), S. 66.
[85] Vgl. AOK Baden-Württemberg - Die Gesundheitskasse (Hrsg.) (2015b); BKK Mobil Oil (Hrsg.) (2015); IKK Classic (Hrsg.) (2015); Techniker Krankenkasse (Hrsg.) (2015c).

Social Media Buttons auf der Webseite geben dem Besucher die Möglichkeit, auf eine direkte Weiterleitung zu den Auftritten in den Sozialen Medien. Social Media ist definiert als „(…) auf dem Internet basierende Kommunikationskanäle und Anwendungen, die die soziale Interaktion zwischen Menschen ermöglichen."[86] Um insbesondere die Zielgruppe junger Menschen anzusprechen sind soziale Netzwerke wie z.b. Google+, Facebook, Twitter und XING für die Krankenkassen unerlässlich. Alle vier betrachteten Krankenkassen sind auf den genannten Seiten präsent und haben zudem einen eigenen YouTube-Kanal. Die TK besitzt mit „Pointer.de - das Partnerportal für junge Leute" zusätzlich eine Seite, die alle Artikel aus den verschiedenen sozialen Netzwerken zusammenstellt und die Themen Studium, Ausbildung, Sport, Ernährung, Musik, Events u.v.m. umfasst.[87] Für Kinder wird das Kindermagazin „TK-Logo" mit Spiel- und Bastelideen angeboten.[88] Die vier ausgewählten Krankenkassen greifen auf bekannte Personen als Werbeträger zurück. Die AOK und die IKK Classic werben mit den Gesicherter berühmter Sportler (Phillip Lahm und Severin Freud). Und die TK nutzt den Hype um die sogenannten YouTuber und wählt LeFloid und Dner für seine Kampagnen.[89]

Neben dem Online-Marketing ist die Organisation von Veranstaltungen ein häufig gewähltes Kommunikationsinstrument der gesetzlichen Krankenkassen. Das Eventmarketing ist die systematische Planung, Durchführung und Kontrolle von Veranstaltung, die Kommunikationszwecken dienen. Ziel ist es, durch den Einsatz von emotionalen und physischen Reisen eine Präferenzbildung bezüglich eines Produktes bzw. eines Unternehmens zu erreichen.[90] Aufgrund der eingeschränkten Ausgangslage durch die Überprüfung der Kosten-Nutzen Relation der Versicherungsgelder können die von einer GKV veranstalteten Ereignisse zumeist nur über Kooperationen oder Sponsorenverträge realisiert werden.[91] Die AOK Baden-Württemberg bietet zusammen mit dem Ministerium für Kultus, Jugend und Sport und dem Verein „Slow Food Deutschland" einen Kochwettbewerb für Kinder und Jugendliche bei der „Slow Food Messe" in Stuttgart an.

---

[86] Frielitz, F. S. (2015), S. 498.
[87] Vgl. Techniker Krankenkasse (Hrsg.) (2015d).
[88] Vgl. Techniker Krankenkasse (Hrsg.) (2015e).
[89] Vgl. AOK Baden-Württemberg - Die Gesundheitskasse (Hrsg.) (2015b); BKK Mobil Oil (Hrsg.) (2015); IKK Classic (Hrsg.) (2015); Techniker Krankenkasse (Hrsg.) (2015c).
[90] Vgl. Walsh, G. / Deseniss, A. / Kilian, T. (2013), S. 411.
[91] Vgl. Bogner, T. / Loth, J. (2004), S.97.

Des Weiteren organisiert die AOK Baden-Württemberg in Zusammenarbeit mit dem TSG Hoffenheim Veranstaltungen zu den Themen Gesundheit und Bewegung („Gesunde Kinder, gesunde Zukunft", achtzehn99 AKADEMIE) und Bewerbungen („Fit für den Beruf").[92] Neben dem Eventmarketing bietet das Sponsoring von Veranstaltungen den Krankenkassen die Möglichkeit, ihre Marke zu etablieren und eine gewünschte Zielgruppe anzusprechen, ohne dabei selber als Organisator aufzutreten. So ist die TK beispielsweise zum sechsten Mal Gesundheitspartner der „Smart Beach Tour" am Timmendorfer Strand und ist Sponsor und Namensgeber des „TK-Campuslauf" der Universität Paderborn. Darüber hinaus ist die TK Gesundheitspartner des FC St. Pauli, der SG Flensburg Handewitt und des Hamburger Radsport Verbands. Im Sportsponsoring findet u.a. die Bereitstellungen von T-Shirts mit Werbeaufdruck oder Bandenwerbung an Sportplätzen und Stadien Anwendung.[93]

4 Diskussion

Im Folgenden soll die grundlegende Fragestellung dieser Arbeit beantwortet werden, indem analysiert wird, welche Faktoren auf das Werbeverhalten der gesetzlichen Krankenkassen Einfluss nehmen. Der Schwerpunkt liegt auf dem Morbi-RSA und dessen Ziel, die Risikoselektion der Krankenkassen zu beseitigen. Im Hinblick darauf werden die dargestellten Ergebnisse zu den Marketinginstrumenten auf ihre Ausrichtung auf eine bestimmte Versichertengruppe untersucht.

Die offene Anwendung der Selektion von Versicherten ist durch den in Deutschland bestehenden Kontrahierungszwang nicht möglich. Der Kontrahierungszwang verpflichtet die Krankenkassen zur Aufnahme neuer Versicherter, unabhängig von deren Risikostruktur.[94] Auch die differenzierte Bearbeitung von Marktsegmenten ist Krankenkassen aufgrund des Diskriminierungsverbotes im engeren Sinne untersagt, da eine unterschiedliche Behandlung in diesem Bereich auch immer die Diskriminierung einzelner Marktsegmente bedeutet.[95]

---

[92] Vgl. AOK Baden-Württemberg - Die Gesundheitskasse (Hrsg.) (2015c).
[93] Vgl. Techniker Krankenkasse (Hrsg.) (2015f).
[94] Vgl. Schönbach, K. H. (2010), S. 11-12.
[95] Vgl. Haenecke, H. (2001), S. 106.

Trotz dieser gesetzlichen Vorgaben ist bei der Analyse der Marketinginstrumente festzustellen, dass Krankenkassen durchaus um bestimmte Versichertengruppen werben. Vor Vertragsabschluss ist es den GKV in der Regel zwar nicht möglich zwischen guten und schlechten Risiken zu unterscheiden, allerdings besteht durch gezieltes Marketing die Möglichkeit, dass risikoarme Versicherte angelockt und risikoreiche Versicherte abgeschreckt werden.[96]

Die betrachteten Krankenkassen greifen auf subtile Maßnahme der Risikoselektion zurück. So wirbt die BKK Mobil Oil beispielsweise bereits auf der ersten Seite ihrer Website mit einem unter dem Durchschnitt liegenden Zusatzbeitrag. Es ist davon auszugehen, dass ein geringer Zusatzbeitrag vor allem diejenigen anspricht, denen nur wenig Geld zur Verfügung steht und die nur auf wenige Leistungen zurückgreifen. Hierzu gehören vor allem die Gruppen der Studenten und Auszubildenden, die ab dem 25. Lebensjahr oder mit dem Berufseinstieg nicht mehr familienversichert sind. Dass Trotz der Einführung des Morbi-RSA weiterhin vor allem um junge gesunde Versicherte geworben wird, zeigt auch die Konditionenpolitik der Krankenkassen. Bei den Bonusmodellen der Krankenkassen können Versicherte vor allem mit Sport, regelmäßigen Vorsorgeuntersuchungen und Gesundheitskursen Punkte sammeln. Dabei erhalten sie Sach- und Geldprämien. Die Sachprämien sind insbesondere auf junge Menschen und Familien ausgelegt (z.B. Kategorien ProFit der AOK Baden-Württemberg: Familie & Kind, Gesundheit & Wellness, Sport & Freizeit). Die Selbstbehalttarife der gesetzlichen Krankenkassen lohnen sich vor allem für Versicherte, die nur selten zum Arzt müssen, denn die Versicherten erhalten die Prämie nur, wenn der Krankenkasse keine oder nur geringe Kosten durch den Versicherten entstehen. Bei chronisch kranken Menschen hingegen würde der Selbstbehalt die Prämie übersteigen. Damit ist die Kontrahierungspolitik auf die Selbstselektion derjenigen Versicherten ausgelegt, die jung und gesund sind.

Auch die Gestaltung des Versicherungspaketes deutet auf eine Marktsegmentierung der Krankenkassen hin. So gibt es zahlreiche Zuschüsse zu Fitness- und Präventionskursen sowie zu Gesundheitsreisen. Zudem überwiegt das Angebot an Zuschüssen zu Naturheilverfahren gegenüber den Behandlungspro-

---

[96] Vgl. Höppner, K./ Greß, S./ Rothgang, H. et al. (2005), S. 11.

grammen für chronisch Kranke. Auch die Zusatzversicherungen, wie z.B. TravelPlus und TravelXL von der TK zielen auf junge oder zumindest gesunde Versicherte ab. Kinder und Schwangere werden durch zahlreiche Mehrleistungen angesprochen. Auf diese beiden Gruppen können die Leistungen gut abgestimmt werden und es kann nicht dazu kommen, dass risikoreiche Gruppen angesprochen werden. Bei Schwangeren kann davon ausgegangen werden, dass sie gesund sind und die Gebärfähigkeit das Durchschnittsalter dieser Gruppe begrenzt. Die Untersuchungen bei einer Schwangerschaft sind zwar teuer, allerdings erhalten Frauen einen Geschlechtsabschlag im Risikostrukturausgleich.[97] Zudem gehört eine bestehende Schwangerschaft einschließlich Komplikationen gemäß § 31 Abs. 4 Satz 1 der RSAV zu den Krankheiten des Morbi-RSA und bringt der GKV zusätzliche Morbiditätszuschläge.[98] Außerdem handelt es sich bei einer Schwangerschaft um einen Zustand, der nicht langanhaltend ist.

Bei der Betrachtung der Webseiten der vier Krankenkassen ist ein Muster zu erkennen, dass vor allem gesunde und junge Menschen anspricht. Anstatt Artikel über Krankheiten, werden die Webseiten der Krankenkassen von den Themen eHealth, gesunde Ernährung und Diäten und Bewegung bestimmt. Dies, sowie die Farbe und die Bilder der Webseite, deuten darauf hin, dass sie für die Zielgruppe gesunder Menschen ausgelegt ist. Die BKK Mobil Oil spricht mit ihrem Slogan– „Die Krankenkasse der neuen Generation" – sogar klar aus, um welche Versichertengruppe sie wirbt. Außerdem werden die Krankenkassen im Bereich des Social Media, das überwiegend von jungen Menschen genutzt wird, immer aktiver. Kinder, Jugendliche und junge Menschen in der Ausbildung oder im Studium werden durch auf sie abgestimmte Portale angesprochen. Als bekannte Werbegesicherter haben die Krankenkassen überwiegend Sportler und sogenannte YouTuber ausgewählt. Während durch berühmte Sportler eine breite Masse an Menschen angesprochen wird, sind YouTuber fast nur unter Jugendlichen bekannt. Als weitere Kommunikationsmittel nutzen die Krankenkassen das Event- Marketing und das Sponsoring. Dass die Krankenkassen Sponsor oder (mit-) Organisator von Veranstaltungen sind, die in erster Linie

---

[97] Vgl. Abschnitt 2.3 Ausgestaltung des Morbi-RSA, S. 7-8.
[98] Vgl. Risikostruktur-Ausgleichsverordnung (2015).

von jungen sportbegeisterten Menschen besucht werden (z.B. TK: Smart Beach Tour, TK-Campus-Lauf u.v.m.), bestätigt den Verdacht der positiven Risikoselektion.

Erstaunlich ist, dass die vier Krankenkassen jeweils DMP für chronisch Kranke anbieten und diese auch in ihren Bonusprogrammen berücksichtigen. Der Grund dafür kann darin liegen, dass die Krankenkassen Zuweisungen für Aufwendungen für DMPs erhalten. Unter die DMP fallen vor allem Krankheiten, die zu den 80 Krankheiten des Morbi-RSA zählen (z.B. TK: Asthma bronchiale, Diabetis Mellitus u.v.m.), d.h. gesondert berücksichtigt werden. Dass die Krankenkassen mit den Programmen werben und sie auf ihren Internetseiten präsentieren, weist daraufhin, dass Krankenkassen auch um chronische Kranke mit einer Krankheit aus dem Morbi-RSA werben. Es ist also möglich, dass die Versicherten mit Morbi-RSA Krankheiten zu den „guten Risiken" gezählt werden und durch DMP angelockt werden sollen. Dies würde wiederum bedeuten, dass es eine Diskriminierung bzw. Benachteiligung derjenigen Versicherten besteht, die unter einer Erkrankung leiden, die nicht zu den ausgewählten Krankheiten gehört. Die Einführung des Morbi-RSA hat somit auf das Werbeverhalten der gesetzlichen Krankenkassen einen Einfluss. Das Ziel die Risikoselektion zu beseitigen wurde jedoch nicht vollständig erreicht. Es kann lediglich eine Verschiebung der Präferenzgruppen erkannt werden.

5. Fazit und Ausblick

Ausgangspunkt dieser Arbeit bildet die Fragestellung: *„Inwieweit hat die Einführung des Morbi-RSA einen Einfluss auf das Werbeverhalten von gesetzlichen Krankenkassen?"*. Zusammenfassend kann gesagt werden, dass sich durch die Einführung des Morbi-RSA und Gesundheitsfonds die strategischen Anforderungen an die Steuerung und das Management der gesetzlichen Krankenkassen verändert haben. So mussten sich die Krankenkassen in betriebswirtschaftlicher Hinsicht und in der operativen Bewältigung der neuen Aufgaben investiv und inhaltlich neu ausrichten. Dabei geht es weg vom Verwalten der Versicherten hin zur Kundenorientierung. Bei der Analyse des Marketing-Mix von vier Krankenkassen wurde zudem festgestellt, dass die Krankenkassen immer noch das Ziel haben Personen mit günstigen Merkmalen anzulocken bzw. zu halten und Personen mit ungünstigen Merkmalen abzuschrecken bzw. zur Kündigung zu bewegen.

Es findet also weiterhin eine Risikoselektion durch die Krankenversicherungen statt. Veränderungen gab es jedoch in der Definition von „guten Risiken". Es lässt sich vermuten, dass die Personen mit Krankheiten, die unter die 80 Krankheiten des Morbi-RSA fallen, zu den „guten Risiken" gezählt werden. Dies kann zu einer Gefährdung der optimalen medizinischen Versorgung von chronisch erkrankten Versicherten führen, die keine Krankheit des Morbi-RSA haben. Der Anreiz zur Verbesserung der Effektivität und Effizienz der medizinischen Versorgung ist nicht gegeben. Zu befürchten ist, dass sich in Folge dessen das „Kassensterben" der letzten Jahre fortsetzt. Ein weiterer Nachteil ist, dass die Kassen, die die Risikoselektion am besten beherrschen gegenüber anderen Kassen mehr Gewinne verzeichnen. Zudem werden die Mittel, die für Selektionsmaßnahmen nötig sind, nicht in Innovationen der Versorgungsstrukturen investiert und es entsteht ein gesamtgesellschaftlicher Wohlfahrtsverlust. Aus dem Grund wird es in Zukunft notwendig sein, noch intensiver an der Neutralisierung von Selektionsanreizen zu arbeiten. Außerdem muss gegen ökonomisch geleitete Kodierungen („upcoding") und für den Abbau des bürokratischen Aufwands gearbeitet werden.

Literaturverzeichnis

AOK Baden-Württemberg - Die Gesundheitskasse (Hrsg.) (2015a):
So funktioniert's, URL: https://www.aok-Praemienprogramm.de/
baden_wuerttemberg/so-funktionierts [Stand 04.12.2015].

AOK Baden-Württemberg - Die Gesundheitskasse (Hrsg.) (2015b):
URL: http://www.aok-bv.de/lexikon/k/index_00422.html [Stand 12.12.2015].

AOK Baden-Württemberg - Die Gesundheitskasse (Hrsg.) (2015c):
URL: http://www.aok.de/baden-wuerttemberg/index.php [Stand. 29.11.2015].

Bartel, S. (2003):
Farben im Webdesign: Symbolik, Farbpsychologie, Gestaltung, Berlin, Heidelberg.

Barth, P. / Malaval, J. (2011):
Colour & Emotion - Die Emotionalität von Farben erfolgreich für Marketing- und Kommunikationsaktivitäten nutzen; in: Transfer Werbeforschung und Praxis, 57. Jg., Heft 4, S. 28-36.

BKK Mobil Oil (Hrsg.) (2015a):
URL: https://www.bkk-mobil-oil.de/ [Stand 29.11.2015].

BKK Mobil Oil (Hrsg.) (2015b):
URL: https://www.bkk-mobil-oil.de/ueber-uns/das-unternehmen-bkk-mobil-oil/veranstaltungen/sport-events.html [Stand 03.12.2015]

Blumentritt, M. (1993):
Imagepolitik gesetzlicher Krankenversicherungen. Bergisch Gladbach, Köln.

Bogner, T. / Loth, J. (2004):
Marketing für Krankenkassen: Der Weg zur Aufsteigerkasse, Bern.

Bruhn, M. (2007):
Marketing–Grundlagen für Studium und Praxis, 8. Aufl., Wiesbaden.

Bundesversicherungsamt (Hrsg.) (2008):
So funktioniert der neue Risikostrukturausgleich im Gesundheitsfonds, o.O.

Cassel, D. (1993):
Organisationsreform der GKV Anspruch und Wirklichkeit, in: Journal of Public Health, 1. Jg., Heft 2, S. 101–115.

Chruscz, D. (2012):
Morbi-RSA, Versorgungsmanagement und Wettbewerb der Krankenkassen: Strategische Ausrichtung von Betriebskrankenkassen im Versorgungsmarkt. Hamburg.

Dressler, M. (2010):
Krankenkassenmarketing in Online-Communities: Eine Feasibility-Studie am Beispiel von studiVZ, Wiesbaden.

Drösler, S. / Hasford, J. / Kurth, B. M et al. (2011):
Evaluationsbericht zum Jahresausgleich 2009 im Risikostrukturaus-gleich. Endfassung vom 22.06.2011, S. 1-228.

Euro-Informationen (Hrsg.) (2015a):
Liste der Krankenkassen mit Zusatzbeitrag, alphabetisch geordnet, URL: https://www.krankenkassen.de/gesetzlichekrankenkassen/krankenkasse-beitrag/kein-zusatzbeitrag/ [Stand: 02.12.2015].

Euro-Informationen (Hrsg.) (2015b):
Techniker Krankenkasse, URL: https://www.krankenkassen.de/gesetzliche-krankenkassen/krankenkassen-liste/258-Techniker-Krankenkasse-TK.html [Stand 07.12.2015].

Frielitz, F. S. (2015):

Das Kommunikationsinstrument Social Media im Kontext der Sozialversicherung am Beispiel des Gesundheitswesens, in: Mülheims, L. / Hummel, K. / Peters-Lange, S. et al. (Hrsg.), Handbuch Sozialversicherungswissenschaft, Wiesbaden, S. 487-499.

GKV-Spitzenverband (2015):

GKV-Spitzenverband: Zusatzbeitragssatz, URL: https://www.gkv-spitzenverband.de/krankenversicherung/krankenversicherung_grundprinzipien/finanzierung/zusatzbeitragssatz/zusatzbeitragssatz.jsp [Stand 02.12.2015].

Göpffarth, D. (2006):

Regionale Verteilungswirkungen des Gesundheitsfonds, in: Gesundheits- und Sozialpolitik, Bd. 60, S. 14-20.

Göpffarth, D. (2012):

Zweites Jahr Morbi-RSA–Stabilität und Bestätigung, in: Gesundheits-und Sozialpolitik, 66. Jg., Heft 1, S. 8-15.

Haenecke, H. (2001):

Krankenkassen-Marketing: Eine empirische Analyse der Erfolgsfaktoren, München.

Höppner, K. / Greß, S. / Rothgang, H. et al. (2005):

Grenzen und Dysfunktionalitäten des Kassenwettbewerbs in der GKV: Theorie und Empirie der Risikoselektion in Deutschland, in: ZeS-Arbeitspapier (Hrsg), April 2005, S. 5-64.

IKK Classic (Hrsg.) (2015):

URL: https://www.ikk-classic.de/oc/de/ikk-classic/index.html [Stand 29.11.2015].

Ingenerf, J. (2007):

Gesetzliche Krankenversicherung: Der Morbi-RSA soll den Wettbewerb um Gesunde beenden, in: Deutsches Ärzteblatt International, 104. Jg., S. 1564-1569.

Jacobs, K. / Klauber, J. / Leinert, J. (2006):

Fairer Wettbewerb oder Risikoselektion, Analysen zur gesetzlichen und privaten Krankenversicherung, Bonn.

Jahn, R. / Schillo, S. / Wasem, J. (2012):

Morbiditätsorientierter Risikostrukturausgleich, in: Bundesgesundheitsblatt-Gesundheitsforschung-Gesundheitsschutz, 55. Jg., Heft 5, S. 624-632.

Kallweit, M. / Kohlmeier, A. (2012):

Zusatzbeiträge in der Gesetzlichen Krankenversicherung: Weiterentwicklungsoptionen und ihre finanziellen sowie allokativen Effekte, Arbeitspapier, Sachverständigenrat zur Begutachtung der Gesamtwirtschaftlichen Entwicklung. Juni. 2012, Wiesbaden.

Kassensuche GmbH (Hrsg.) (2015):

Serviceleistungen, URL: https://www.gesetzlichekrankenkassen.de/ leistungsvergleich/leistungstabelle.html?data=service [Stand 09.12.2015].

Kilian, K. (2012):

Die stimmige Kundenansprache über alle fünf Sinne macht Marken erfolgreicher, in: Media Spectrum, 32. Jg, S. 16-18.

Knieps, F. (2015):

BKK Dachverband e.V. (Hrsg.) Geldverteilungsmaschine Risikostrukturausgleich, o.O.

Krankenkassennetz.de GmbH (2015c):

Leistungen der Krankenkassen, URL: http://abc-der-krankenkassen.de/leistungen.htm [Stand 07.12.2015].

Krankenkassennetz.de GmbH (Hrsg.) (2015a):

Träger der Krankenkassen – Kassenarten, URL: ᴵhttp://www.krankenkasseninfo.de/krankenkassen/ [Stand 02.12.2015].

Krankenkassennetz.de GmbH (Hrsg.) (2015b):

Mitglieder und Versicherte je Krankenkasse, URL:
http://www.krankenkasseninfo.de/zahlen-fakten/mitgliederzahlen/ [Stand:
02.12.2015].

Kühn, H. (1995):

20 Jahre „Kostenexplosion" – Anmerkung zur Makroökonomie einer Gesund-
heitsreform, in: Jahrbuch für kritische Medizin, 27. Jg., S. 145-161.

Meckel, A.-K. (2010):

Strategisches Management bei gesetzlichen Krankenkassen, Wiesbaden.

Neumann, F. / Waldschmitt, E. (2009):

Einschränkung des Preiswettbewerbs zwischen Krankenkassen durch das
GKV-WSG? Herausforderungen für die Direktkrankenkassen, in: Gellner, W.
(Hrsg.) (2009), Solidarität und Wettbewerb, Gesetzliche Krankenkassen auf
dem Weg zu profitorientierten Versicherungsunternehmen-Zukunftsoptionen
und Probleme, Baden-Baden, S. 221-232.

Risikostruktur-Ausgleichsverordnung (2015):

Vom 3. Januar 1994 (BGBl. I S. 55), zuletzt geändert durch Artikel 10 des
Gesetzes vom 17. Juli 2015 (BGBl. I S. 1368)

Schöffski, O. / Galas, E. / von der Schulenburg, J.-M. (1996):

Der Wettbewerb in der GKV unter besonderer Berücksichtigung der Kassenwahlfreiheit, in: Sozialer Fortschritt, 12. Jg., S. 293-305.

Schönbach, K. H. (2010):

Sektorübergreifende Sicherstellung mit Vertragspflicht der Krankenkassen, in:
Gesundheits-und Sozialpolitik, 2. Jg, S. 11-17.

Schulte, C. / Sievers, C. / Tebarts, K. (2008):

Der morbiditätsorientierte Risikostrukturausgleich, in: Repschläger, U. (Hrsg.),
Barmer Gesundheitswesen Aktuell 2008, Wuppertal, S. 58–75.

Schulin, B. (1994):

Handbuch des Sozialversicherungsrechts, Bd. 1, München.

Schweiger, G./ Schrattenecker, G. (2013):

Werbung: eine Einführung, Konstanz, München.

Springer, C. (2008):

Multisensuale Markenführung: Eine verhaltenswissenschaftliche Analyse unter besonderer Berücksichtigung von Brand Lands in der Automobilwirtschaft, Wiesbaden.

Techniker Krankenkasse (Hrsg.) (2015a):

TK-Gesundheitsdividende, URL: https://www.tk.de/tk/themen/digitale-gesundheit/gesundheitsdividende/744592 [Stand 04.12.2015].

Techniker Krankenkasse (Hrsg.) (2015b):

Selbstbehalt-Tarife, URL: https://www.tk.de/tk/wahltarife-und-zusatzversicherung/praemienvorteil/tk-tarife-selbstbehalt/167484 [Stand 07.12.2015].

Techniker Krankenkasse (Hrsg.) (2015c):

URL: https://www.tk.de/ [Stand 29.11.2015].

Techniker Krankenkasse (Hrsg.) (2015d):

URL: http://www.pointer.de/ [Stand 12.12.2015].

Techniker Krankenkasse (Hrsg.) (2015e):

URL: https://www.tk.de/tk/tk-logo/536804 [Stand 12.12.2015].

Techniker Krankenkasse (Hrsg.) (2015f):

URL: https://www.tk.de/tk/unternehmen/ueber-die-tk/gesundheitspartner-tk/645660 [Stand 13.12.2015]

Töpfer, A. / Opitz, F. (2005):
Nutzen nicht voll ausgeschöpft. Personalwirtschaft, in: Magazin für Human Resources, 34. Jg., Heft 1, S. 30-32.

Walsh, G. / Deseniss, A. / Kilian, T. (2013):
Marketing: Eine Einführung auf der Grundlage von Case Studies, 2. Aufl., Berlin, Heidelberg.

Wasem, J. (2007):
Die Weiterentwicklung des Risikostrukturausgleichs ab dem Jahr 2009, in: Gesundheit und Gesellschaft Wissenschaft, 7. Jg., Heft 3, S. 15-22.

Wille, E. / Ulrich, V. / Schneider, U. (2007):
Die Weiterentwicklung des Krankenversicherungsmarktes: Wettbewerb und Risikostrukturausgleich, in: Wille, E. / Ulrich / V. / Schneider, U. (Hrsg.), Wettbewerb und Risikostrukturausgleich im internationalen Vergleich, Baden-Baden, S. 5-67.

Zok, K. (2009):
Erwartungen an die GKV nach Einführung des Gesundheitsfonds, in: WIdOmonitor, Januar 2009, Berlin.

Anhang

Tabelle 1: Marketing-Mix anhand von Praxisbeispielen

Techniker Krankenkasse	AOK BW	BKK Mobil Oil	IKK Classic
	Kontrahierungspolitik		
Preis: Zusatzbeitrag: 0,8 % Prämienauszahlung (2014): 80 €	Zusatzbeitrag: 0,9 % Prämienauszahlung: -	Zusatzbeitrag: 0,8 % Prämienauszahlung (2014): 120 €	Zusatzbeitrag: 0,8 % Prämienauszahlung: -
Konditionen: Bonusprogramm: gestaffelt TK-BonusClassic TK-JuniorBonus TK-Gesundheitsdividende	Bonusprogramm: „ProFit"	Bonusprogramm: „Fitforcash" Aktiv-Prämie für Aktive Gesundheitsvorsorge (bis zu 200€)	Bonusprogramm: IKK Bonus (bis zu 300€)
Selbstbehalttarife: 2 Tarife (Leistungen): TK-Tarif 150Plus, TK-Tarif 300Plus	Selbstbehalttarife: AOK-Selbstbehalttarif (Gestaffelt) AOK-AktivBonusTarif AOK-Krankengeld-Wahltarif	Selbstbehalttarife: - Beitragsrückzahlung: „Cashback"	Selbstbehalttarife: IKK Cash plus, IKK Krankengeld plus Beitragsrückerstattung: IKK Cash
	Produktpolitik		
Leistungen: Vorsorge/Prävention: - TK-Plus (DMP-Angebote) - Reiseimpfung - HPV-Impfung (18– 26 Jahre) - Grippeimpfung - Hautscreening	Vorsorge/Prävention: - Curaplan (DMP) - Krebsvorsorge: Brustultraschall - Hautkrebsvorsorge - Magen- und Darmkrebsvorsorge - Impfung: HPV, Grippe, Zecken	Vorsorge/Prävention: - BKK Medplus (DMP) - Reiseimpfungen - 80% kosten der Grippeimpfung - Vorsorge U10, U11, J2 - Hautscreening	Vorsorge /Prävention: - IKK Promed (DMP) - Reiseimpfungen - HPV-Impfungen (18-25Jahre) - Grippeschutzimpfung - Zuschüsse MammaCare

A

- Vorsorge U10, U11,J2 - Brustuntersuchung für Frauen <30 - Vorsorge an Kurorten - Schwangerschaftsvorsorge-U - 100% Kostenübernahme bei TK-eigenen Kursen & für Kinder - Zuzahlung TK-Gesundheitswoche alternative Heilmethoden : Alternative Krebstherapie, Blutegel Anthroposophische Medizin, TCM, Homöopath. Medizin, Lichttherapie, Osteopathie, Phytotherapie, Shiatsu, Reflexzonen-Massage. Weitere: - Angebot von Zusatzversicherungen (z.B. TravelPlus, TravelXL, VitalXtra) - Zuschüsse künstl. Befruchtung - Hebammen-Rufbereitschaft - Geburtsvorbereitungskurs - Programme für Schwangerschaft & Geburt - Programme für Kinder z.B. „Bleib locker", „Bewegte Familie" - Häusliche Pflege - erweiterte Haushaltshilfen - Rooming-In bei Kindern	(FSME) - Vorsorge U10, U11,J2 - Frühgeburtenprävention durch zusätzliche Untersuchungen - Zuschüsse zu Gesundheitsreisen - 7.000 Präventionskurse alternative Heilmethoden : Alternative Krebstherapie, Lichttherapie, Anthroposophische Medizin, TCM, Homöopath. Medizin, Osteopathie, Phytotherapie, Reflexzonen-Massage, Weitere: - Zuschüsse künstliche Befruchtung - erweiterter Ultraschall - Zuzahlung Hebammen Rufbereitschaft - Programme für Kinder PowerKids", „TigerKids" - erweiterte Haushaltshilfe - Stundensatz für selbstorganisierte Haushaltshilfen - Rooming-In bei Kindern	- sportmedizinische Untersuchungen - Brustkrebsfrüherkennung - Gesundheitsreisen (bis 180€) - Präventionskurse alternative Heilmethoden : - Homöopath. Medizin - Osteopathie Weitere: - häusliche Krankenpflege - erweiterte häusliche Kranken pflege - Mindestlohn für selbst-organisierte Haushaltshilfen - Rooming-In bei Kindern - Hebammen-Rufbereitschaft	(Seminar Brustabtastung) - Zuschuss Gesundheitsreise (bis zu 180€) alternative Heilmethoden : - Homöopath. Medizin - Osteopathie Weitere: - Zuschüsse künstliche Befruchtung - Zuschüsse Nackenfaltenmessung - Zuschüsse Triple-Test - Hebammen-Rufbereitschaft - ärztlich verordnete Mineralstoffe - Rooming-In bei Kindern - häusliche Pflege - erweiterte Haushaltspflege

Techniker Krankenkasse	AOK	Mobil BKK	IKK classic
Service: - elektronische Patientenquittung - Beratungs-Chat - Arzneimittelauskunft - Erinnerungs-Service - Leistungslotse - Familien-/Reise-/Experten-/Zweitmeinungs-/Ärzte-/Transplantationstelefon - Klinik- und Ärzteführer - Expertenrat zum Zahnersatz - Hilfe vor Operationen - Apps (Allergie App uvm.)	- ärztliche Zweitmeinung - Elektronische Patientenquittung - Erinnerungsservice (Vorsorge) - Unterstützung Krankenhauswahl - Auslandsnotfall-Service - Persönliche Beratung zu Hause - Unterstützung bei Behandlungsfehlern - Online-Fitnesscoach - Beschwerdemanagement - Hotline für Gesundheit, Kindergesundheit, Reisemedizin, Schwangere, Eltern & Stillende und Pflege - Apps (z.B. AOKFettsparer, AOK Baby) - Vermittlung von Facharztterminen	- kostenlose Service-Hotline - BKK-FAMILY-FON - Auslandshotline - Erinnerungsservice-Vorsorge - BKK-Pflegeberater - kostenloser Rückruf-Service - Arzneimittelberatung - OnlineMagazin „mobile-e" - Kieferorthopädisches Beratungsprogramm - BKK-KlinikFinder, BKK-PflegeFinder, Arztfinder	- Erinnerungsservice - Online-Suchhilfen (Ärzte-, Apotheken-, Kliniksuche), - Rückruf-Service (Callback), - Pflegeberater (Hotline), - Online-Azubi-Börse, - Jugendberater, - Vorsorgeerinnerungs-service - Beschwerdemanagement - Bewerbertraining, - Kundenmagazine, - IKK mobil (App)
Distribution: - 247 Geschäftsstellen in 16 Ländern - Service-telefon Ø 24/7 Std./Tage - Online-Filiale	- 230 Geschäftsstellen in 1 Land - Servicetelefon Ø 24/7 Std./Tage - Online Filiale	- 4 Geschäftsstellen in 16 Ländern - Servicetelefon Ø 24/7 Std./Tage - Online-Filiale	- 332 Geschäftsstellen in 16 Ländern - Servicetelefon Ø 24/7 Std./Tage - Online-Filiale
Kommunikationspolitik			
Websitegestaltung: Techniker Krankenkasse Slogan: „Gesundheit ist alles" Farbe: Blau	AOK Die Gesundheitskasse Slogan: „Die Gesundheitskasse" Farbe: Grün	Mobil BETRIEBSKRANKENKASSE Slogan: „Die Krankenkasse der neuen Generation" Farbe: Blau	ikk classic Slogan: „Die Krankenkasse für Ihre Gesundheit" Farbe: Blau

C

Bild: Junges Paar Themen: Rezepte, Leistungspakete, TK Adventskalender	Bild: Kinder beim Kochen Themen: Wintersport, Weihnachtsmenü, Gewinnspiel, Firmenlauf, Kochwettbewerb, Prämienprogramm	Bild: junge Familie Themen: Zusatzbeitrag, Fitness, Ernährung, E-Magazin	Bild: Severin Freud (Skispringer) Themen: Bonusprogramm, Gesundheitskonto, Wahltarife, Zusatzleistungen
Social Media Twitter, Facebook, XING, Google+ Youtube, Flickr TK-Logo (Kinder) Pointer.de (Junge Menschen)	Twitter, Facebook, XING, Google+ Youtube AOK-ON (Jugendliche)	Twitter, Facebook, XING, Google+, Youtube, Flickr	Twitter, Facebook, XING, Google+ Youtube
Veranstaltungen/Sponsoring: Smart Beach Tour TK-Campus-Lauf Men's Health Urbanathlon FC St. Pauli (Kiezhelden) SG Flensburg Handewitt Hamburger Radsport Verband	**Veranstaltungen/ Sponsoring:** AOK Kochwettbewerb AOK Firmenlauf Radtreff AOK achtzehn99 CAMPUS (Mit TSG Hoffenheim)	**Veranstaltungen/ Sponsoring:** Schulprojekt TriAktiv Fußballschule Rummenigge PSD Bank Halbmarathon Haspa Hamburg Marathon Cargass Cologne Triathlon Hamburg City Kids Triathlon	**Veranstaltungen/ Sponsoring:** Aktion Lichtblicke e. V. Familientag in der Zoom Erlebniswelt „Gesunde Mitarbeiter - starkes Unternehmen"
Werbepersonen: Le Floid (You Tuber) Dner (You Tuber)	**Werbepersonen:** Mark Foster (Sänger) Phillip Lahm (Fußballprofi) Sybille Schönberger (Sterneköchin)	**Werbepersonen:** Nils Goerke (Ehemaliger Duathlet und Triathlet)	**Werbepersonen:** Servein Freud (Skispringer)

Quellen: AOK Baden-Württemberg - Die Gesundheitskasse (Hrsg.) (2015b); AOK Baden-Württemberg - Die Gesundheitskasse (Hrsg.) (2015c); BKK Mobil Oil (Hrsg.) (2015a); BKK Mobil Oil (Hrsg.) (2015b); Kassensuche GmbH (Hrsg.) (2015); Krankenkassennetz.de GmbH (2015c); Techniker Krankenkasse (Hrsg.) (2015a); Techniker Krankenkasse (Hrsg.) (2015b); Techniker Krankenkasse (Hrsg.) (2015c); Techniker Krankenkasse (Hrsg.) (2015d); Techniker Krankenkasse (Hrsg.) (2015e); Techniker Krankenkasse (Hrsg.) (2015f); Kassensuche GmbH (Hrsg.) (2015).

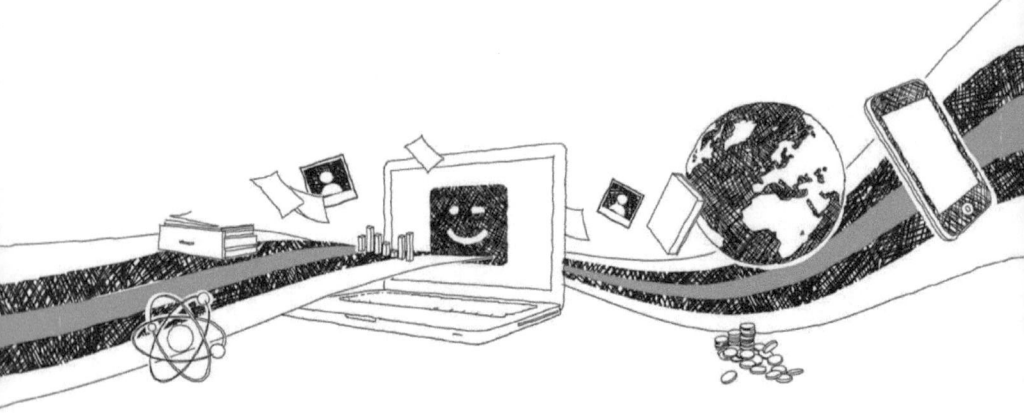
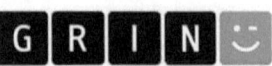